NOUVELLES LEÇONS

SUR LE STRABISME

FAITES A L'HÔTEL-DIEU

Par le Professeur PANAS

RECUEILLIES

Par F. DE LAPERSONNE, interne du service

PARIS

A. DELAHAYE ET E. LECROSNIER, ÉDITEURS

PLACE DE L'ÉCOLE-DE-MÉDECINE

—

1883

NOUVELLES LEÇONS

SUR LE STRABISME

NOUVELLES LEÇONS

SUR LE STRABISME

FAITES A L'HÔTEL-DIEU

Par le Professeur PANAS

RECUEILLIES

Par F. DE LAPERSONNE, interne du service

PARIS

A. DELAHAYE ET E. LECROSNIER, ÉDITEURS

PLACE DE L'ÉCOLE-DE-MÉDECINE

1883

EXTRAIT

De l'Union Médicale (3ᵉ série), année 1883.

NOUVELLES LEÇONS

SUR LE STRABISME

Messieurs,

Parmi les malades qui fréquentent notre consultation, vous avez remarqué le grand nombre de sujets atteints de strabisme, qui viennent nous demander de corriger leur difformité. Vous avez vu que, depuis plusieurs mois, j'apporte à leur observation une attention toute particulière, et que j'essaie de grouper les différents types de cette affection.

Cette étude si intéressante, je l'ai faite une première fois, il y a onze ans, dans mon cours de la Faculté de médecine (1). Depuis cette époque, j'ai vu beaucoup de malades atteints de strabisme, j'ai continué à les observer avec soin, et c'est le résultat de mes réflexions que je désire vous présenter.

Mes conclusions restent les mêmes dans leur ensemble : j'éviterai donc, autant que possible, les redites. Mais la science a marché, et c'est, pour ainsi dire, un complément que je vais vous exposer. Je tâcherai d'être concis au point de vue théorique ; mon rôle, dans cette chaire, étant surtout d'étudier les questions cliniques.

Il n'est pas douteux que de toute antiquité le strabisme ait frappé les observateurs. Cependant les anciens ne nous ont laissé que peu de chose sur ce sujet, et la première mention médicale, surtout au point de vue du traitement, nous vient des

(1) *Leçons sur le strabisme et les paralysies oculaires.* Paris, 1873; in-8°.

Arabes. *Rhazès*, *Avicenne* et *El Kendi* parlent du strabisme et conseillent des exercices gymnastiques de l'un ou des deux yeux, suivant que la déviation est unilatérale ou double. D'après leur description, il est probable qu'ils ont cru à une parésie musculaire.

Après ces premiers essais sur le strabisme, il faut arriver au xviiie siècle pour voir une étude plus complète sur les causes et le traitement de cette affection. *Saint-Yves* un des premiers ophtalmologistes français, très avancé pour son époque, fait remarquer que la déviation d'un œil tient à deux causes, soit à la rétraction d'un muscle, soit à la paralysie de son antagoniste. Il distingue le strabisme vrai de la paralysie oculaire, en ce qu'il se développe surtout dans le bas âge; il signale déjà l'absence de diplopie chez les strabiques.

Le grand *Buffon* était myope et avait un strabisme externe. En naturaliste, en chercheur, il a étudié sur lui-même cette affection et il est arrivé très loin dans cette étude : si loin même que dans son article du dictionnaire (1), M. Javal cite presque en entier le passage de Buffon. Cette description, dit-il, dispense presque de retracer les traits principaux de cette affection. Ceci est peut-être exagéré; quoiqu'il en soit, Buffon avait bien montré la liaison entre la myopie et le strabisme, il insistait sur l'inégalité de réfraction et d'acuité visuelle des deux yeux.

Jurin avait proposé une théorie du strabisme, d'après laquelle la cause principale serait l'éclairage latéral; les enfants mal placés à côté d'une fenêtre, cherchent la lumière et tournent instinctivement les yeux. Ce n'était là qu'une hypothèse de physicien. Si cette cause était vraie, la déviation oculaire se montrerait dès le berceau; l'observation démontre au contraire que le strabisme survient ordinairement vers l'âge de 2 ou 3 ans. Il y a cependant des exceptions, et ce matin même vous avez pu voir un enfant de 6 mois atteint de strabisme convergent de l'œil droit; mais remarquez que cet enfant a eu une ophthalmie purulente des nouveau-nés; il n'a pu ouvrir les yeux qu'au troisième ou au quatrième mois, et on a vu alors qu'il avait les yeux déviés.

De la Hire avait émis une idée différente, c'est ce qu'il avait appelé l'*incongruence des deux rétines*. Vous savez ce qu'on entend par les points identiques de la rétine. D'après de la Hire, chez certains individus, par une disposition congénitale, les points droits et gauches, les deux macula, par exemple, ne seraient pas géométriquement symétriques, le malade serait obligé de tourner l'œil pour voir avec les deux côtés. Cette théorie a été en partie acceptée par Græfe. J'aurai bientôt l'occasion de vous montrer que cette incongruence rétinienne n'est pas la cause, mais bien l'effet de la déviation oculaire. D'ailleurs ne peut-on pas faire à cette théorie la même objection qu'à la précédente? Le strabisme apparaît vers l'âge de 2 ou

______

(1) JAVAL. Art. *Strabisme*, in *Nouveau Dict. de méd. et de chir. prat.*, t. XXXIII, p. 698.

3 ans, lorsque l'enfant regarde, observe, cherche à se rendre compte des objets qui l'entourent.

Le xviiie siècle nous a laissé aussi des travaux sur le traitement du strabisme. *Heister* et *Saint-Yves* proposaient l'exercice de l'œil dévié, et pour cela ils avaient imaginé un masque couvrant la figure et les yeux, laissant seulement un trou dans le point qui permettait la correction du regard. Plus tard, le masque fut remplacé par des lunettes qui reçurent le nom de louchettes; il ne faut pas remonter bien loin pour voir l'usage de ces lunettes recommandées contre le strabisme.

Un de mes maîtres, Roux, chirurgien de l'Hôtel-Dieu, avait l'habitude de conseiller l'emploi des louchettes, disant qu'il avait été guéri par ce moyen d'un strabisme dont il était atteint dans son enfance. Roux était, du reste, une protestation vivante de l'efficacité de ce procédé, car il louchait encore beaucoup, bien qu'il se crût guéri.

Buffon s'était rattaché à la gymnastique de l'œil pour faire remonter son acuité visuelle, et pour cela il fermait l'œil sain et exerçait pendant plusieurs heures son œil malade. Je ne saurais vous dire si le moyen avait réussi au grand naturaliste.

Taylor, chirurgien anglais du xviiie siècle, proposa le premier la section d'un muscle pour corriger la déviation, et cela à une époque où la ténotomie n'était pas connue en chirurgie. Seulement il ne fut pas heureux dans le choix du muscle à couper, puisqu'il proposa la section du grand oblique. Cette idée fut abandonnée, bien entendu, mais cet essai doit être noté comme un premier pas vers la strabotomie.

Pour le xixe siècle, les travaux sont tellement nombreux, les théories si diverses, que je croirais abuser de votre attention en vous faisant un historique complet. Nous retrouverons les travaux principaux et les théories au fur et à mesure de notre étude.

Définition; divisions. — La définition la plus générale qu'on pourrait donner, en tenant compte de son étymologie, serait de dire que le strabisme est la déviation anormale de l'œil, ou de son axe, de sa position naturelle.

Le strabisme sera donc interne ou convergent, externe ou divergent, supérieur ou sursumvergent, enfin inférieur. Disons tout de suite qu'on ne rencontre guère que le strabisme horizontal, le supérieur et l'inférieur sont exceptionnellement rares.

Cette définition, un peu vague, n'indique pas la cause; en effet, la déviation d'un ou des deux yeux peut être due à trois causes :

1° La paralysie musculaire peut être la cause de la déviation. C'est le strabisme paralytique dont vous avez vu ce matin même un très bel exemple chez un homme atteint de paralysie des deux moteurs oculaires externes. L'étude de cette variété rentre dans la grande classe des paralysies oculaires, nous n'avons pas à nous en occuper ici.

2º Le strabisme simple, non paralytique; on l'a appelé aussi actif ou dynamique par opposition avec le précédent. Cette expression doit être abandonnée aujourd'hui, elle doit être réservée à une variété toute spéciale dont je vais vous parler.

3º Le strabisme mécanique dû au refoulement par une tumeur. Tel est le cas pour la malade, atteinte de sarcome du sinus maxillaire, qui présente un strabisme supérieur.

En pratique, lorsqu'on emploie le mot strabisme sans épithète, il est convenu qu'on entend le strabisme simple, celui que nous étudions ici.

Je vous ai dit qu'il était presque toujours horizontal, cependant un certain degré de déviation en haut et en bas pourra se surajouter sans qu'on ait à faire à un strabisme supérieur ou inférieur.

La définition que je vous donnais tout à l'heure est trop vague et nous devons préciser maintenant. Il ne suffit pas que l'axe semble dévié; pour qu'il y ait strabisme, il faut que *les deux lignes visuelles ne se coupent pas sur un même point de mire*, il faut que le malade soit réduit à la vision monoculaire.

Vous savez que, pour regarder de loin ou de près, les yeux vont du parallélisme à la convergence de leurs lignes visuelles. Supposez donc un malade ayant l'apparence d'une déviation, convergente ou divergente; si l'entrecroisement des deux lignes visuelles sur un point de fixation n'est pas détruit, il n'y aura pas strabisme, ou du moins, on aura affaire à la variété dite *strabisme faux ou apparent*.

Tout au contraire, vous verrez des individus n'ayant aucune assymétrie apparente dans les yeux, mais faites leur fixer un objet et bientôt vous les verrez loucher. Souvent la déviation est difficile à constater, mais les malades vous diront qu'ils voient trouble, et si ils précisent davantage, qu'ils voient double : ces phénomènes surviennent toujours à la suite d'une fatigue des muscles pendant l'accommodation prolongée; chez les uns ils surviennent quand ils fixent longtemps un objet rapproché, ce sont des myopes; chez les autres quand ils regardent au loin, ce sont des hypermétropes. On est alors en présence du *strabisme intermittent ou périodique*.

Cette variété n'est pas seulement une maladie très curieuse, très intéressante au point de vue de la recherche des vices de réfraction, mais c'est aussi le premier degré du strabisme permanent. Chez les enfants on ne peut guère avoir de renseignements, mais chez les adultes on peut s'assurer que, par la répétition de ce jeu très fatiguant de l'accommodation, un des deux yeux renonce à ne plus fixer et se dévie définitivement.

Mais cette variété même de déviation intermittente est précédée par une gêne, une fatigue, quelques troubles de la vue, sorte de strabisme en germe. Examinez ces malades, vous verrez qu'ils ont de l'affaiblissement, de l'asthénopie musculaire, et si vous faites ces recherches avec le prisme, vous trouverez qu'ils ont de la diplopie. Au moyen du prisme, non seulement nous constatons, mais encore nous pouvons mesurer le degré de cette diplopie. Quel est donc ce strabisme que nous n'arrivons à découvrir que par un artifice d'optique? Græfe lui avait donné le nom de *strabisme latent* ou *dynamique*.

Nous pouvons donc établir une sorte de gamme. Au premier degré, le strabisme latent, le malade est en puissance de devenir strabique; à un degré plus élevé, le strabisme intermittent ou périodique; enfin, le strabisme fixe.

Cette division ne suffit pas encore. En effet, les uns dévient toujours le même œil, c'est le *strabisme fixe*, unilatéral, forme la plus commune. D'autres regardent indifféremment avec l'œil droit et avec l'œil gauche, c'est le *strabisme alternant*. Cette forme est très rare, si on entend par là que le malade regarde aussi souvent avec un œil qu'avec l'autre; presque toujours, il y a un œil plus compromis.

On a agité la question de savoir si on louche d'un œil ou des deux yeux, si le strabisme est *unilatéral* ou *double*. Au point de vue apparent, il semble que le strabisme double est la règle, mais si nous revenons à notre définition, qui est la bonne, nous disons que le strabisme double n'existe pas, l'œil correct sera celui qui regardera un objet placé droit devant lui. C'est la conclusion à laquelle était arrivé Græfe.

Mais, de ce qu'il n'existe pas au point de vue théorique, il n'en est pas moins vrai qu'au point de vue clinique, opératoire, pour corriger la dysmorphie, il faut tenir compte du strabisme double. Cela est si vrai que vous verrez les strabiques prendre une attitude spéciale. Pour regarder en face, ils sont obligés de contracter un des muscles, mais bientôt la fatigue survient et instinctivement ils tournent la tête et abandonnent la vision binoculaire. S'il veut suivre un objet, lire des lignes d'écriture, vous remarquerez qu'il fait moins de mouvements des yeux que des mouvements de la tête.

D'après ce qui précède, vous pouvez juger combien la question du strabisme est complexe, et combien il est important de la bien connaître pour appliquer un traitement rationnel. C'est pour avoir méconnu ces conditions diverses que de grands chirurgiens, tels que Roux, Velpeau, Bonnet (de Lyon) sont arrivés à discréditer une opération excellente, la strabotomie. Il n'y a guère qu'une quinzaine d'années qu'elle est de nouveau en faveur, grâce à une étude plus complète des indications opératoires.

Arrivons maintenant à l'étude des diverses variétés de strabisme et commençons par le strabisme faux ou apparent.

Strabisme apparent. — Pour bien comprendre les détails qui vont suivre, je dois vous rappeler quelques points d'optique physiologique. L'*axe optique* ou axe antéro-postérieur de l'œil, appelé aussi axe principal, est la ligne qui passe par le centre de la cornée et le centre de l'œil ; cette ligne atteint la partie postérieure du globe à une faible distance au-dessus et en dehors du nerf optique. Jusqu'à un temps assez rapproché, on a considéré cette ligne comme étant celle dont nous nous servions pour regarder. Donders a démontré que les rayons lumineux suivaient une ligne de direction, axe secondaire de l'appareil dioptrique, qui a reçu le nom d'*axe* ou *ligne visuels*. Il part de la macula, passe toujours par le centre optique de l'œil, forme donc avec la ligne précédente un entrecroisement. L'angle qui en résulte a reçu le nom d'angle α. Il est assez variable suivant les individus. Chez les hypermétropes, l'angle α est en dedans, c'est-à-dire que l'axe visuel vient sortir de l'œil dans un point qui est en dedans du centre même de la cornée. Chez les emmétropes il est en dedans, il peut être nul ; enfin chez les myopes, l'angle peut être en dehors. Donders a mesuré l'angle α sur la cornée et il a trouvé qu'il était égal à 5° en moyenne ; rarement il dépasse 7° chez les hypermétropes. Chez les myopes, il ne va jamais au-delà de 2° en dehors.

An moyen de ces données, vous comprendrez facilement ce qu'on entend par strabisme faux. Prenons l'exemple de l'hypermétrope. Si vous le faites regarder au loin, il faudra que ses deux axes visuels soient parallèles, mais pour cela il faudra qu'il fasse diverger ses cornées ; il aura l'apparence d'un strabisme externe ; il n'en est rien cependant, puisque, d'après la définition, le parallélisme des lignes visuelles constituent l'état physiologique. Pour les mêmes raisons, l'hypermétrope n'a pas besoin de beaucoup converger pour voir de près ; vous savez d'ailleurs que son punctum proximum est plus éloigné que chez le myope. Aussi le muscle droit interne se fatiguera peu chez les hypermétropes ; le droit externe se fatiguera, au contraire, dans la vision de loin.

Le myope accentué a son angle α en dehors. Supposez qu'un individu atteint de myopie veuille voir au loin ; pour rendre ses lignes visuelles parallèles, il sera obligé de converger, puisque l'axe visuel passe en dehors du centre de la cornée. Si on rapproche le point de mire, il va converger davantage en dedans, de telle sorte qu'à une petite distance le myope a l'air de loucher beaucoup. Il fait donc travailler son muscle droit interne tout le temps depuis le punctum remotum jusqu'à la convergence complète — son punctum proximum étant d'ailleurs très rapproché. — Ce muscle va donc se fatiguer d'autant plus que par sa configuration géométrique, par sa disposition ellipsoïde, cet œil roule moins bien que l'œil hypermétrope, qui est à peu près sphérique. Il aura à subir plus de tiraillements aux extrémités de son axe et, par conséquent, il y aura plus de fatigue musculaire.

En résumé, apparence de strabisme externe chez l'hypermétrope ; apparence de strabisme interne et fatigue musculaire chez le myope. Dans ces conditions, la première question à résoudre est de savoir si réellement il y a strabisme vrai, d'après la définition que nous avons donnée.

Pour arriver au diagnostic, trois moyens sont à notre disposition :

1° Il faut tout d'abord se rendre compte de l'*état de réfraction.* Si l'individu est emmétrope et qu'il ait une déviation quelconque, il est probable qu'on a affaire à un strabisme vrai. Si un myope a un strabisme convergent, il est plus que probable qu'il s'agit d'un strabisme faux. Inversement une déviation en dehors chez un hypermétrope indique plutôt un strabisme apparent.

2° Ceci n'est qu'un signe de présomption; pour avoir la démonstration, il faut arriver aux deux autres moyens. Un de ces derniers est d'un usage très commun; il donne une approximation suffisante. La tête étant bien immobile, on place un objet de petit volume (tête d'épingle) à hauteur des yeux, sur le plan médian, à une distance de 25 à 30 centimètres. Le malade regarde l'objet et se met à converger. On place alors un écran sur l'un des deux yeux; si l'œil non couvert ne présente pas d'oscillations, c'est qu'il était bien correctement sur le point de mire. On fait alors l'expérience contraire, et si, après cela, il n'y a d'oscillation ni d'un côté, ni de l'autre, on peut dire que les deux axes visuels se croisent bien sur le même point fixe, il n'y a pas de strabisme.

Le troisième moyen que je ne fais que vous indiquer ici, c'est l'emploi du *prisme.* Voici en quoi consiste l'expérience. Tirez une ligne verticale sur un tableau et, au milieu de cette ligne, placez un point un peu gros. Prenez un prisme de 10° ou 12° d'angle; appliquez-le devant l'œil, le sommet étant dirigé en haut ou en bas. Vous verrez alors une ligne, mais sur cette ligne, deux points placés à une certaine distance l'un au-dessus de l'autre. En faisant la même expérience chez un sujet atteint de strabisme, même latent, le point sera bien relevé, mais en même temps il quittera la ligne principale et viendra former image soit à gauche, soit à droite de la ligne tracée, suivant qu'il s'agit d'un strabisme convergent ou divergent.

Bien plus je pourrais mesurer par ce moyen le degré d'insuffisance du muscle. En plaçant devant l'œil un autre prisme à axe horizontal, nous arriverons, après quelques tâtonnements, à faire revenir le point fautif sur la ligne principale; nous ferons ainsi de la dynamométrie, et nous pourrons mesurer une asthénopie de 5, 6, 12, etc.

D'autre part, l'optique nous apprend qu'un prisme de verre dévie l'image de la moitié de son angle. Un prisme n° 12 correspond à une déviation de 6°. En outre, on sait, par expérience, que cette déviation correspond à un transport de la cornée de un millimètre, mesuré sur la paupière inférieure. Nous avons là trois valeurs qui pourront également exprimer la déviation d'un œil ou la faiblesse d'un muscle.

STRABISME LATENT OU DYNAMIQUE. — Je vous ai dit, au début de ces leçons, que Græfe avait appliqué cette dénomination à un strabisme qu'il était nécessaire de rechercher par des moyens spéciaux, à un strabisme en puissance prêt à se développer. Cette étude est très importante, car avant de devenir permanent, le strabisme est d'abord latent, les causes en seront communes. Mais, avant d'entrer dans cette étude, permettez-moi de vous donner quelques notions physiologiques sur les muscles de l'œil, et en particulier sur les muscles de l'adduction et de l'abduction, vous comprendrez plus facilement l'équilibre de leurs fonctions.

Le droit interne représentant l'adduction et l'externe l'abduction, on pourrait croire que ces muscles sont toujours antagonistes. Vous savez cependant que, dans les mouvements conjugués des yeux, le droit interne d'un côté devient le congénère du droit externe du côté opposé. Il y a là une unité d'action que les faits pathologiques sont venus confirmer ; je fais allusion en ce moment aux cas de déviation conjuguée des yeux dans les affections cérébrales que M. Féréol a observé le premier (1). Dans ces derniers temps, M. Mathias Duval a pu donner une explication anatomique de ce phénomène. En étudiant le système nerveux central chez plusieurs animaux et particulièrement chez le singe, il a vu que le droit externe recevait ses nerfs d'une seule origine, que le droit interne, au contraire, avait une double innervation, la principale du moteur oculaire commun, mais aussi une petite part lui serait fournie par une racine croisée venant du moteur oculaire externe du côté opposé.

Recherchons quelle est la puissance physiologique de ces muscles. Pour les membres, on se servirait d'un dynamomètre. Ici nous avons un autre genre de dynamomètre, qui ne sera pas moins précis ; nous pouvons même choisir entre le prisme et le champ de fixation ou du regard.

Si devant notre œil, nous plaçons un prisme à sommet interne, la ligne partant du point fixé sera déviée vers la base du prisme, et se peindra sur la rétine en dehors de la macula, l'image de l'objet sera donc reportée en dedans, il y aura de la diplopie croisée. Pour corriger cette diplopie, le muscle droit interne va se contracter, et la macula va aller au dehors à la rencontre de l'image déviée ; dans ce mouvement, le pôle postérieur de l'œil s'est porté en dehors, le pôle antérieur en dedans. Donc il n'y aura plus de diplopie, mais l'œil sera en strabisme convergent.

Cette déviation de l'œil ne se fait pas sans fatigue. En prenant des prismes ayant des angles de 10°, 15° ou 20° ; il arrive un moment ou le muscle lâche prise, dès lors la diplopie apparait. Si vous répétez cette expérience chez un certain nombre de sujets, vous serez frappés des différences individuelles, même en dehors de tout état pathologique. Vous verrez des sujets qui peuvent neutraliser un prisme

(1) *Société médicale des hôpitaux.* Paris, mars et octobre 1873. — Voir aussi thèse de Graux. Paris, 1878.

de 30°; comme moyenne physiologique, on a pris la neutralisation d'un prisme de 22°.

Si on compare les résultats obtenus en faisant la même expérience pour le droit externe, on est étonné des différences considérables. A l'état normal, le muscle droit externe ne peut neutraliser qu'un prisme de 3° à 6° au plus. L'adduction est donc 7 ou 8 fois moins forte que l'abduction. Mais ce rapport n'est vrai que lorsqu'on a placé le point de mire à une assez grande distance et lorsque les lignes visuelles peuvent être considérées comme parallèles. Si on rapproche l'objet, le droit externe va s'enrouler sur le globe oculaire et va acquérir une force plus considérable à mesure qu'il sera plus tendu. A un certain degré de convergence, ce muscle arrive à équilibrer, comme force de contraction, son antagoniste. Comparez, du reste, ces deux muscles par la dissection; vous verrez que le droit externe est plus long et plus grêle, il se porte obliquement en dehors et en avant, son tendon est plus éloigné de la cornée; il est donc dans des conditions bien plus désavantageuses que le droit interne.

Nous venons de voir que le prisme nous donnait le moyen très précis de mesurer la force d'un muscle. Malheureusement ce moyen n'est pas toujours applicable; il est fondé sur la présence ou l'absence de diplopie; or, si un des deux yeux est amblyope, ce qui est fréquent chez les strabiques, ce procédé ne pourra pas être mis en usage.

On obtient d'excellents résultats d'un moyen que vous nous avez vu mettre en pratique presque journellement, je veux parler du champ du regard ou de fixation (blickfeld des Allemands, fixirfeld de Landolt). Pour mesurer les mouvements des yeux par ce procédé, il est très important de bien immobiliser la tête. Divers moyens ont été proposés, le plus simple et le meilleur est de faire mordre au patient une petite planchette fixée à la tige d'appui du périmètre. L'autre œil étant couvert, on promène sur le périmètre un petit carré de papier sur lequel sont tracées des lettres assez fines; l'œil suivant toujours le petit carré, le patient doit vous avertir par un signe lorsque les caractères ne sont plus parfaitement distincts pour lui. Cette expérience doit être répétée plusieurs fois pour bien s'assurer du point où s'arrête la vision distincte. On mesure ainsi les excursions que l'œil peut exécuter dans les deux directions, soit en dedans, soit en dehors. Cependant, on n'a pas toujours la limite de la force d'adduction, à cause de la racine du nez. On peut alors se servir d'un petit artifice et dévier en dedans la ligne visuelle au moyen d'un prisme. Pour noter la mensuration de l'adduction et de l'abduction, on est convenu de désigner par + la somme des forces adductrices et par — la somme des forces abductrices.

Il existe encore un procédé plus précis, c'est la mensuration objective. On remplace les caractères d'imprimerie par une petite bougie, ou une simple fente lumineuse, que l'on promène le long de la surface interne du périmètre. L'œil de l'observateur suit la bougie et doit voir l'image de la flamme au centre de la cornée ; par ce moyen, on peut être assuré qu'on est bien dans le prolongement de la ligne visuelle. Schneller, de Dantzig (1), a fait remarquer qu'on obtenait ainsi un champ du regard plus étendu et plus précis que par la lecture; cette différence peut être de 3 à 5 degrés périmétriques. Je vous conseille d'employer de préférence ce dernier procédé; il est, du reste, le seul applicable quand l'œil est amblyope.

Ce fait de la différence entre le champ du regard pris à la lumière ou par la lecture, est assez curieux au point de vue physiologique. Il semble, qu'arrivée à ses limites de rotation, la macula devienne un peu amblyope. Chez les strabiques, cette inégalité des deux modes d'exploration est beaucoup plus accusée; la différence peut aller jusqu'à 7°, 10° et même 13° périmétriques, lorsque l'acuité visuelle est faible et les muscles anormaux. Il faut noter que cette différence peut se montrer à un degré inégal en dedans et en dehors. Dans un cas mesuré par Schneller, le champ de fixation pris à la lumière dépassait le champ pris au moyen des caractères d'imprimerie de 12°,5 en dedans et de 7°,5 en dehors.

On a voulu expliquer la diminution de l'acuité visuelle dans ces conditions par le tiraillement du nerf optique (?); par une augmentation du tonus, ou un certain degré d'astigmatisme artificiel, dépendant de la contraction des muscles. Quoi qu'il en soit de ces explications, retenez le fait dont vous comprendrez l'importance au point de vue de l'intervention chirurgicale.

Si nous examinons les résultats physiologiques obtenus avec le champ de fixation, nous coyons qu'ils sont absolument les mêmes que ceux obtenus avec le prisme. Il reste établi, en effet : 1° que l'adduction est plus forte que l'abduction ; 2° cette prédominance varie avec les individus; 3° au delà de certaines limites, elle devient pathologique, Pour un œil emmétrope, normal, l'adduction dépasse l'abduction environ de 1 à 14 degrés périmétriques. Exceptionnellement, l'abduction est égale à l'adduction et la dépasse de 2° au maximum (Schneller).

Jusqu'ici nous n'avons étudié que la force intrinsèque des muscles adducteurs et abducteurs. Pour que le fonctionnement des muscles de l'œil se fasse régulièrement, il faut qu'il existe un balancement continuel des forces musculaires. Ce qui le prouve c'est que, lorsque vous fixez pendant longtemps un même point de mire, vous éprouvez une fatigue particulière et vous avez de la diplopie.

Cette étude est très importante et mérite de nous arrêter un instant.

Sur cette figure schematique, on a tracé une ligne qui unit le centre des deux yeux, c'est la ligne basale (grundlinie des Allemands). Elle mesure l'écartement

---

(1) Schneller. *Beiträge zur Lehre von Schielen.* (*Arch. für Ophtalm.*, XXVIII, 97-152.)

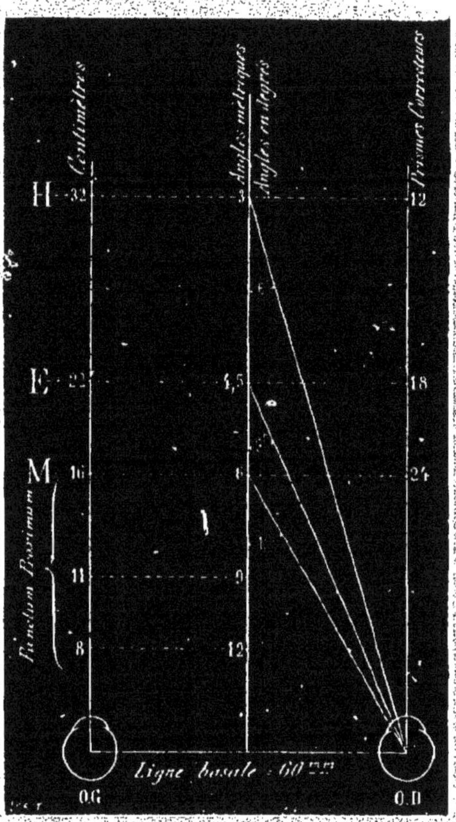

des yeux, variable suivant les individus ; pour la facilité des calculs, on a pris une
moyenne qui est égale à 60 millimètres. Du milieu de cette ligne basale, menons
une perpendiculaire, ce sera la ligne médiane. Les yeux étant fixés vers un objet
très éloigné, on pourra considérer leurs lignes visuelles comme parallèles à la ligne
médiane. Si maintenant nous rapprochons l'objet en suivant la ligne médiane, nous
verrons que les yeux vont converger de plus en plus, et les axes visuels forme-
ront avec la ligne médiane un angle d'autant plus grand que l'objet sera plus rapproché. Ce pouvoir de convergence sera variable suivant l'état de réfraction de l'œil
suivant la position du punctum proximum.

Prenons tout d'abord l'exemple de l'hypermétrope (H), on sait que son punctum
proximum est situé à 16 centimètres, son punctum remotum est à l'infini. Les axes
visuels iront donc depuis le parallélisme jusqu'à une position convergente qui,
pour la ligne de base que nous avons choisie, formera un angle de 12° avec le plan
médian. Entre les deux se trouve une position moyenne, dans laquelle la ligne

visuelle ne forme plus avec le plan médian qu'un angle de 6° ; ce point est situé à 32 centimètres de la ligne de base, et correspond à l'action d'un prisme n° 12.

L'emmétrope (E) a son punctum proximum à 11 centimètres, sa position moyenne sera à 22 centimètres, faisant avec la ligne médiane un angle de 9°, ce qui correspond à l'action d'un prisme de verre n° 18.

Enfin le myope (M), dont le punctum proximum est à 8 centimètres, sera en position de convergence moyenne à 16 centimètres ; à ce niveau, l'angle sera de 12° et le prisme n° 24.

Pour nous assurer de la force de convergence dans chaque état de réfraction, nous pouvons nous servir encore du prisme. En effet, lorsque l'hypermétrope fixe un objet placé à 32 centimètres, il conserve, *en réserve*, une force de convergence, qui lui permet de se rapprocher et de fixer jusqu'à son punctum proximum. Il faut donc qu'il puisse neutraliser l'action d'un prisme qui mesurera l'excès de tension supporté par le droit interne.

Cette mensuration par le prisme permet d'apprécier la force musculaire employée à maintenir un certain degré de convergence et celle qui reste en réserve. Pour que l'hypermétrope ait un pouvoir de convergence normal, il faut qu'il puisse neutraliser l'action d'un prisme n° 12.

Supposons que nous ayons à faire à un strabisme latent : si nous plaçons devant un de ces yeux un prisme 12, peut-être pourra-t-il fusionner les deux images, mais l'instant après, sa vue se trouble, il voit double, et vous pourrez apercevoir un de ses yeux se porter fortement en dedans. La constatation de la diplopie sera facilitée par l'emploi d'un verre de couleur, qui permettra au malade de préciser davantage ses réponses.

On pourrait par ce moyen, non seulement constater le strabisme latent, mais aussi mesurer le degré de faiblesse du muscle, suivant le numéro du prisme qu'il parvient à neutraliser.

Dans ces dernières années, on a cherché à ramener au système décimal la mesure des angles de convergence. Il y a 2 ans, Nagel a proposé d'appeler *angle métrique* l'angle que forme l'axe visuel avec la ligne médiane ; il a pris pour unité, l'angle formé par l'axe visuel et la ligne médiane, lorsque l'individu regarde à un mètre. A 50 centimètres, la convergence sera de 2 angles métriques ; à 33 centimètres, elle sera de 3 angles métriques. Vous voyez que sur la figure on a placé, en regard des angles exprimés en degrés, les angles métriques.

L'emploi du prisme donne, avec une assez grande précision, le degré d'insuffisance d'un muscle. Malheureusement il est d'un emploi difficile en clinique. Il nécessite des réponses assez précises de la part des malades et demande beaucoup de tâtonnements. Aussi a-t-on essayé de le remplacer par un moyen plus pratique. Dans la récente réunion de la Société française d'ophtalmologie, M. Landolt a présenté un petit instrument, auquel il donne le nom *d'ophthalmo-dynamomètre*. Cet instrument se compose d'une petite plaque percée de trous très fins, disposés sur une même ligne verticale, et d'un ruban divisé d'un côté en centimètres, de l'autre en angles métriques. Pour mesurer le degré de convergence, on place l'instrument à une certaine distance des yeux sur la ligne médiane. Les points sont vus distinctement et sur une seule ligne verticale. On rapproche alors, peu à peu, jusqu'au moment où la ligne de points se dédouble ; on est arrivé à la limite de la force de convergence ; on n'a alors qu'à lire sur le ruban métrique à combien d'angles métriques se trouve cette limite de convergence. Bien entendu, on a préalablement mesuré l'état de réfraction de l'œil. L'instrument peut encore servir à mesurer la puissance de l'accommodation. La ligne de points est quelquefois difficile à distinguer ; on peut remplacer le petit diaphragme par une fente lumineuse, disposée dans un appareil que vous nous avez vu employer pour l'étude du champ du regard.

Par ces divers procédés vous pourrez constater l'existence d'un strabisme latent. Je n'ai pas besoin de vous répéter ici que, dans ces différentes expériences, vous devez toujours tenir compte du degré de réfraction.

A un degré plus élevé que le strabisme latent ou dynamique, nous aurons le strabisme périodique. Ici la déviation est manifeste, mais elle n'est pas permanente. Elle survient périodiquement par suite de la fatigue de l'œil. Chez l'hypermétrope, c'est la fatigue de l'accommodation qui va entraîner plus ou moins vite la production du strabisme périodique. Quant au myope, qui est obligé de converger beaucoup, le droit interne n'a plus bientôt la force de contraction suffisante : l'œil se dévie, entraîné par le muscle droit externe. Tout d'abord, cette déviation ne se produit qu'à des intervalles assez éloignés, mais peu à peu, elle devient plus fréquente, et aboutit enfin au strabisme permanent.

STRABISME ALTERNANT. — Jusqu'ici, nous n'avons étudié que le strabisme latent et le strabisme périodique ; mais bientôt, une fois déclarée, la déviation se fixe sur un œil, et, comme nous l'avons déjà dit, au point de vue purement optique le strabisme est monoculaire. Entre ces deux variétés, on peut placer une petite classe intéressante, c'est le strabisme alternant. Les malades vous disent qu'ils regardent indifféremment, tantôt avec un œil, tantôt avec l'autre : c'est qu'en effet, leur acuité visuelle étant à peu près égale des deux côtés, ils n'ont pas de raison de se servir plus spécialement d'un de leurs yeux. Pour que cette variété, relativement rare, puisse exister, il faut que les deux rétines soient également sensibles ; que l'amétropie soit à peu près égale des deux côtés ; qu'il y ait enfin un balancement des forces musculaires. Dans ces conditions, il importera peu d'opérer un œil ou l'autre, et par l'opération vous rendrez au malade, non seulement la rectitude des deux yeux, mais aussi, avec un peu d'exercice, la vision binoculaire. Immédiatement après la ténotomie, ces malades se plaignent de diplopie, ce qui est un bon signe au point de vue du résultat final, si vous arrivez à corriger ce trouble par les exercices gymnastiques.

J'ai fait, à propos du strabisme alternant, une remarque qui m'est absolument personnelle et qui m'a été suggérée par l'étude des résultats que j'ai obtenus chez mes opérés. Vous savez que la ténotomie diminue fatalement la force d'un muscle : aussi, dans la variété qui nous occupe, il est bon, il est même nécessaire, de faire une ténotomie *partielle* de chaque côté. On peut ainsi répartir entre les deux yeux la diminution de force musculaire qui est la conséquence obligée de l'opération.

La nécessité de partager l'effet correcteur, dans le cas de strabisme alternant, ne paraît pas avoir été mis en lumière ni par Græfe, ni par les autres auteurs, et j'avoue que, moi-même, j'ai été longtemps sans savoir son importance capitale.

Ces jours derniers, je vous ai montré les conséquences de cet affaiblissement musculaire. Je vous ai montré une jeune institutrice que j'ai opérée, il y a quelques années; elle avait un strabisme interne alternant, avec acuité visuelle à peu près égale pour les deux yeux. Je lui ai fait une strabotomie *complète* des droits internes : il en est résulté un double strabisme externe. De là, nécessité d'une nouvelle opération, l'avancement du tendon, qui n'est pas parvenue à corriger entièrement la déviation oculaire et sa conséquence directe, la diplopie.

STRABISME CONFIRMÉ. — *Strabisme interne.* — Les statistiques démontrent la fréquence beaucoup plus grande du strabisme convergent, et cela, dans une proportion considérable. De plus, le strabisme interne est très souvent lié à l'hypermétropie; Donders, qui a établi le premier cette corrélation, a donné comme moyenne 70 fois sur 100. D'après des statistiques plus récentes, nous voyons que Schweigger a trouvé seulement 66 hypermétropes sur 100 sujets atteints de strabisme convergent ; Ibler donne 88 pour 100 ; enfin Schneller donne une proportion bien moindre : 45 pour 100. Ces chiffres vous permettent de voir que l'hypermétropie ne conduit pas fatalement au strabisme interne; ce qu'il était facile de prévoir, en tenant compte de la fréquence de ce vice de réfraction, qui, à un léger degré, est presque l'état normal. Dans la série animale, la petitesse de l'axe antéro-postérieur est la règle.

Donders avait reconnu ce fait; aussi avait-il établi trois classes d'hypermétropes. Les cas légers, qui ne dépassent pas 0,50, 0,75 ou 1 dioptrie convexe ; les hypermétropes moyens, et les hypermétropes forts, ceux que corrigent seulement 4 à 6 dioptries convexes et au-dessus. C'est dans le groupe moyen que l'on trouve le plus grand nombre de strabiques. Il paraît étonnant, au premier abord, que les hypermétropes forts ne deviennent pas communément strabiques. C'est qu'ils peuvent être considérés comme amblyopes, ayant une amplitude d'accommodation très faible. Ces malades se contentent de voir mal et ne font pas des efforts inutiles. Les hypermétropes moyens, au contraire, accommodent toujours depuis l'horizon jusqu'au point le plus rapproché, et dans cette lutte continuelle pour la vision, qui, elle aussi, est une lutte pour la vie, il arrivera un moment où ils auront de l'asthénopie accommodative; ceux-là deviendront strabiques. En effet, Donders a établi que la force du muscle ciliaire est en raison directe de la force de convergence, dans une certaine mesure. Supposez un hypermétrope qui veut voir un objet placé sur la ligne médiane, à 0,20 centimètres, il va faire appel à toute sa force de convergence : si, malgré cela, il ne peut pas arriver à voir l'objet distinctement, il se passera ceci ; l'un de ses yeux va abandonner le point de mire, se portera beaucoup plus en dedans, augmentant ainsi le degré d'accommodation et rapprochant le punctum proximum de l'œil opposé. Dans cette lutte accommodative, il semble, d'après Donders, que l'un des yeux s'est sacrifié pour permettre une vision distincte du point de mire.

Il existe aujourd'hui une réaction contre les idées émises par ce savant ophthalmologiste. On s'est dit que les yeux ne pouvaient guère, en dehors des actes volontaires, avoir que des mouvements associés et purement instinctifs. Du reste, l'œil qui louche le plus est généralement le plus mauvais, le plus amblyope, ou bien il est plus amétrope, souvent même il présente de l'astigmatisme. Donders avait vu tout cela, mais il l'avait considéré comme une cause accessoire de la déviation.

Schweigger admet que, dans le plus grand nombre de cas, l'amblyopie est primitive. En effet, si chez un enfant de 5 ans vous trouvez une différence de 3/4 entre la sensibilité des deux rétines, il est bien difficile d'admettre que la perte de la sensibilité ait été aussi rapidement la conséquence de la déviation.

J'admets volontiers qu'il existe deux classes de strabiques : chez les uns, l'amblyopie est secondaire; chez les autres, elle est primitive. A l'appui de l'opinion de Donders, je puis vous citer le fait suivant qui est très caractéristique. J'ai vu, il y a quelques années, un malade strabique depuis son enfance et présentant une amblyopie très marquée de son œil dévié. A la suite d'une insolation, il perd complètement la vue de son bon œil, par névrite rétro-bulbaire. Depuis cette époque, la vue de l'œil dévié s'est améliorée progressivement, et maintenant il y a une acuité visuelle presque normale, après plus de vingt ans de repos ou d'inaction relative des fonctions de cette rétine.

Mais il n'est pas douteux qu'il doive exister autre chose que l'hypermétropie comme cause du strabisme convergent. Déjà, il y a dix ans, je n'acceptais pas toute entière l'opinion de Donders, et je disais qu'il faut attribuer une importance assez grande à l'étude de la musculature. C'était aussi l'opinion de M. Giraud-Teulon. Cet auteur allait même plus loin, puisqu'il admettait chez les hypermétropes une asthénopie originelle du droit externe, comme il existe une asthénopie du droit interne chez les myopes.

Cette étude de la musculature, reprise avec beaucoup de soin et au moyen des procédés que je vous ai décrits, a donné des résultats très importants. Il s'est formé une nouvelle école qui est revenue à la théorie des anciens auteurs, de Saint-Yves, par exemple; ils admettaient, comme vous savez, que le strabisme est dû à la prédominance d'un muscle sur l'autre. Schweigger a fait remarquer avec raison que l'hypermétropie ne suffisait pas pour expliquer l'existence de strabismes opposés, divergents chez les hypermétropes, convergents chez les myopes. Mais il est arrivé à une conclusion très inattendue, c'est que le strabisme est dû à la prédominance *élastique* d'un muscle sur l'autre.

Avec Snellen, nous ne pouvons admettre cette conclusion; l'élasticité étant une propriété purement physique. Ce qui est certain, c'est qu'à proprement parler, il n'y a ni paralysie ni spasme musculaire dans le strabisme. Pour expliquer le raccourcissement d'un muscle et l'allongement de son antagoniste, ne doit-on pas faire entrer en ligne de compte, non pas l'élasticité, mais la tonicité de ce muscle? En outre, étant donné le même nombre de fibres musculaires, leur degré de tension ne va-t-il pas jouer un rôle dans l'énergie de la contraction musculaire?

A côté de la musculature, à côté du degré d'hypermétropie, il faut savoir quelle est l'amplitude de l'accommodation. M. Javal (1), qui a bien fait ressortir cette influence de l'accommodation, a voulu trop généraliser et donner à ce facteur le rôle prépondérant. Pour lui, si le muscle ciliaire est puissant, il vaincra la résistance qu'il trouve du fait même de l'hypermétropie; il n'y aura pas de tendance à l'asthénopie accommodative ni au strabisme convergent.

Ulrich, de Strasbourg (2), a fait remarquer que la faiblesse relative ou absolue d'un muscle, que l'insuffisance de l'accommodation n'étaient pas les seuls éléments de la question si complexe de l'étiologie. En effet, tous les sujets n'ont pas au même degré la propriété de faire abstraction des images fautives. Les uns, qu'ils aient un petit degré de diplopie ou bien des cercles de diffusion, peuvent en faire abstraction et ne sont pas poursuivis par cette imperfection des images; ceux-là auront peu de tendance à devenir strabiques. D'autres sujets sont poursuivis par cette diplopie fatiguante, par cette faiblesse de l'accommodation qui les empêchent de distinguer nettement les objets, aussi abandonneront-ils bien plus tôt la vision binoculaire, ils deviendront strabiques.

Comme vous le voyez, Messieurs, il n'y a pas d'unité dans l'étude du strabisme, c'est un fait capital que je désire bien mettre en lumière, et c'est le but principal de ces leçons. Je vous ai montré qu'il existait un strabisme convergent lié à l'hypermétropie sans lésion aucune de la musculature; à cette variété, nous réserverons le nom de strabisme *accommodatif*.

(1) Javal. *Annales d'oculistique*, 1871, t. 65 et 66.
(2) Ulrich. Zur Aetiologie des Strabismus convergens. *Klinik Monatsb. für Augenh.* Stuttgard, 1880. XVIII, 156-165.

Il se produira de deux façons différentes : Ou bien le degré d'hypermétropie étant trop fort, le muscle ciliaire va avoir un travail considérable à produire; ou bien, le cas est plus fréquent, avec un degré d'hypermétropie assez faible, ne dépassant pas, par exemple, trois dioptries, le muscle ciliaire sera congénitalement plus faible. Il faudra donc non seulement mesurer le degré d'hypermétropie, mais aussi l'amplitude de l'accommodation. Cette variété, suivant un calcul approximatif, entre pour un quart des cas dans le nombre des strabismes convergents. Vous comprendrez facilement tout l'intérêt qui s'attache à la connaissance de cette variété. La ténotomie ne doit pas être faite dans ces cas, il faut corriger l'hypermétropie par des lunettes et exercer les yeux par la gymnastique. Mais pour affirmer l'existence de ce genre de strabisme, il faut que la force des muscles reste dans les limites physiologiques : que l'adduction dépasse l'abduction de 1 à 14 degrés périmétriques; exceptionnellement, l'abduction égale l'adduction ou la dépasse de 1 à 2 degrés. Au delà de ces limites, la musculature n'est pas physiologique.

A côté du strabisme accommodatif pur, vous avez le strabisme *musculaire* sans amétropie, ou avec un degré d'hypermétropie très peu marqué. Cette variété est très rare : beaucoup plus rare encore que la précédente. J'ai pu cependant vous en montrer un bel exemple. Il est rare, en effet, que la synergie musculaire de l'œil soit atteinte lorsque toutes les autres fonctions se font normalement.

Entre ces deux variétés se place un groupe beaucoup plus nombreux qui représente à lui seul plus des deux tiers des cas. Ici l'hypermétropie et les défauts de synergie musculaire se rencontrent en même temps. On peut rattacher à ce grand groupe les strabismes qui reconnaissent pour causes accessoires, l'astigmatisme, l'amblyopie unilatérale ou double, l'inaptitude à neutraliser les cercles de diffusion, l'anisométropie, les taies de la cornée, les cataractes congénitales, et, jusqu'à un certain point, les troubles de nutrition générale, l'anémie, etc.

STRABISME DIVERGENT. — Je n'ai que quelques mots à vous dire de cette variété. Elle est beaucoup plus simple puisque nous n'avons pas à nous préoccuper de l'élément accommodatif. Nous avons toujours affaire à des strabismes musculaires.

Dans le plus grand nombre de cas, le strabisme divergent est lié à la myopie; il n'existe guère qu'une exception pour les yeux amblyopes ou amaurotiques, qui se dévient peu à peu en dehors. Quel rapport existe-t-il entre la myopie et la musculature ? Nous retrouvons ici l'application de ce que je vous ai dit à propos de la physiologie. Les myopes ayant un point de mire très rapproché vont avoir un degré de convergence considérable. Cette convergence va être augmentée par la position externe de l'angle α : notez aussi que la forme ellipsoïde de ces yeux gêne la rotation du globe. Ils auront bientôt de l'asthénopie du droit interne : celle-ci se reconnaît à la douleur fixe à la racine du nez et à la diplopie; plus tard ils deviennent strabiques.

Cette variété est plus rare que le strabisme convergent, du moins en France, où la proportion des myopes n'est pas prédominante. Pour qu'un strabisme se développe, il faut, d'après les recherches de Schneller, que la prédominance des droits externes ne soit pas moindre que 15° à 18° sur des yeux normaux et emmétropes. Mais cette proportion diminue beaucoup par le concours des causes adjuvantes que avons citées plus haut, à propos du strabisme convergent.

Un fait d'expérience c'est que l'opération ne donne pas de bons résultats, lorsqu'elle est faite longtemps après le début de l'affection chez les myopes. C'est donc, autant que possible lorsque le strabisme est encore latent, au moment de l'asthénopie musculaire, qu'il faut commencer le traitement, soit par l'emploi du prisme ou du stéréoscope, soit par la strabotomie.

TRAITEMENT. — De l'étude que nous venons de faire, il résulte que le traitement de toutes les variétés du strabisme ne doit pas être uniforme. Je vais essayer d'établir devant vous les indications des principaux traitements, sans insister ici sur le manuel opératoire de la strabotomie ou de l'avancement du tendon. Je me réserve de vous faire répéter ces opérations dans les exercices pratiques que j'ai l'habitude de faire tous les ans pendant le semestre d'été.

Je vous ai dit plusieurs fois qu'il y avait un certain nombre de strabiques qui doivent guérir sans opération. Ils appartiennent au groupe des amétropes sans lésion très appréciable de la musculature. On devra donc commencer, chez ces sujets, par le traitement optique. Chez eux on rencontre deux altérations distinctes : 1° le vice de réfraction; 2° les troubles de sensibilité rétinienne.

La plupart de ces malades sont, comme vous le savez, des hypermétropes, bien plus rarement des myopes, quelquefois des astigmates : il faut donc mesurer le degré d'amétropie et corriger ces différents vices de réfraction par des verres convexes, concaves ou cylindriques.

Vous verrez, bien souvent, que cette correction ne suffit pas et qu'ils restent amblyopes par défaut de sensibilité rétinienne, agissant sur l'acuité visuelle. Cette altération est due le plus souvent à ce que la fonction ne s'exerce pas depuis longtemps, de même que les muscles d'un membre s'atrophient lorsque ce membre est maintenu dans l'immobilité prolongée. Comme pour les muscles, on fortifiera la rétine en l'exerçant le plus souvent possible. Vous ferez donc boucher l'œil sain, et vous obligerez vos malades à regarder, à fixer avec l'œil strabique pendant plusieurs heures tous les jours. S'il n'existe pas d'autres lésions du fond de l'œil, vous verrez la rétine redevenir progressivement sensible, la preuve vous en sera donnée par l'apparition de la diplopie. Je vous ferai remarquer en passant que ce retour à la vision binoculaire détruit la théorie de l'incongruence des rétines admise par Græfe après les auteurs du xviii° siècle. Cette théorie, qui n'était qu'une vue de l'esprit, a été abandonnée le jour où on constaté la diplopie en colorant différemment les deux images. Bien qu'il soit impossible de le prouver, il n'est pas douteux pour nous que les enfants de 2 ou 3 ans, qui deviennent strabiques, sont poursuivis par des images doubles, mais peu à peu ils font abstraction de l'image fautive. Nous constatons ce fait tous les jours chez les malades atteints de paralysie des muscles de l'œil. Ils font le plus souvent abstraction d'une des images, et ce n'est que par l'emploi des verres colorés que l'on découvre la diplopie.

Dès que la rétine est suffisamment sensible, il faut employer le stéréoscope. Pour cela, on place sur une carte blanche deux gros points noirs, des pains à cacheter par exemple, et en faisant regarder le malade, on lui demande s'il voit une ou deux images ; au moyen de quelques tâtonnements, on arrive à ce que les deux images se superposent. Mais il faut éviter une cause d'erreur, c'est que l'image peut être unique, parce que le malade est réduit à la vision monoculaire. On évite cette cause d'erreur au moyen d'un petit artifice assez ingénieux. Au-dessous d'un des points noirs, on place un point plus petit, coloré en rouge. Au-dessus de l'autre point noir, un point bleu. Si le malade fusionne les deux images, il faudra qu'il voit un point noir et au-dessus un point bleu, au-dessous un point rouge. Cette expérience appartient à M. Javal. Elle peut servir dans quelques cas à découvrir des simulations d'amaurose. Elle peut être aussi de grande utilité dans certaines amblyopies simulées chez les hystérisques. Chez les strabiques, on commence ces exercices avec des points assez rapprochés qu'on éloigne de plus en plus. Ces exercices stéréoscopiques feront encore un excellent traitement complémentaire après l'opération, non seulement pour finir de corriger la difformité apparente, mais aussi pour restituer la vision binoculaire.

C'est au même ordre de moyens qu'appartient l'emploi des louchettes avant ou après l'opération. Ce procédé est loin de valoir la gymnastique musculaire par le stéréoscope.

Mais arrivons à la question si importante des indications opératoires. En effet, le plus grand nombre des strabiques seront, quoiqu'on fasse, justiciables de l'opération à un moment donné. Je vous ai dit que les strabismes accommodatifs purs ne forment que le quart des strabismes internes. Il reste donc les trois quarts des strabismes internes et tous les strabismes externes qui, s'accompagnant d'un désordre musculaire, devront être opérés.

Une question préjudicielle doit se poser tout de suite : Quand doit-on faire l'opération? Plusieurs raisons ont été données en faveur d'une intervention précoce. En attendant trop longtemps, on droit craindre un affaiblissement irréparable de la fonction rétinienne, et de plus il se fait une rétraction secondaire du

muscle raccourci telle que l'opération ne donnerait que des résultats très incom-
plets. Pour ces raisons, le strabisme passait pour absolument inopérable après
25 ans, avant l'opération de l'avancement du tendon. Ces raisons me paraissent
excellentes, je ferai cependant une observation importante qui me semble démon-
trer qu'il ne faut pas trop se hâter. Vous verrez un certain nombre d'enfants dont
le strabisme est très prononcé vers l'âge de 2 ou 3 ans, mais diminue peu à peu et
tend à disparaître vers l'âge de 8 à 12 ans. Ce strabisme qui guérit spontanément se
rencontre surtout chez les hypermétropes, c'est un strabisme interne.

Vous comprenez tout de suite que dans ces conditions l'intervention chirurgicale
peut être non seulement inutile mais même nuisible. En affaiblissant le muscle, vous
pouvez produire un strabisme externe. Toutes choses égales d'ailleurs, il vaut mieux
de beaucoup un strabisme interne, ne serait-ce qu'au point de vue esthétique. Les
anciens même considéraient une déviation en dedans peu prononcée comme un
genre de beauté, et lui avait donné le nom de *trait de Vénus* (Bouvier, *Orthopédie*).
Vous savez, au contraire, que le strabisme externe est affreusement disgracieux.

Lorsque ce genre de strasbisme doit s'améliorer, il commence à diminuer vers
l'âge de 7 à 8 ans et disparaît presque complètement à 12 ans. Ce n'est que dans ces
limites que vous pourrez opérer si vous voyez un état stationnaire ou une augmentation de la déviation. Mais, avant cela, vous ne serez pas restés inactifs, et vous
aurez agi par la correction de l'amétropie, par les exercices gymnastiques.

Nous ne connaissons pas tous les facteurs qui concourent à la guérison spon-
tanée ou à la diminution du strabisme. Cependant chez les hypermétropes à un
haut degré, qui fatiguent continuellement leur accommodation, le strabisme peut
diminuer, à un moment donné, par le fait du déclin de l'amplitude d'accommodation. Chez d'autres malades, au contraire, n'ayant qu'un faible degré d'hypermétropie, la déviation oculaire semble liée à une faiblesse native du muscle ciliaire.
Celui-ci augmentant de force par l'exercice, la cause première du strabisme tend
à diminuer.

Enfin, chez certains individus, la musculature, d'abord anormale, peut se mo-
difier par suite du développement de l'œil, de ses annexes et surtout de l'orbite. A
mesure que la tête se développe, la ligne de base augmente et facilite la contraction du droit externe. Comme cause adjuvante, remarquez qu'en grandissant les
enfants cherchent à se débarrasser de la diplopie. Je suis persuadé que ces questions
de développement jouent un grand rôle dans la correction du strabisme, et je crois
qu'il y aurait un travail très intéressant à faire sur le développement des muscles
de l'œil, en rapport avec le développement de la tête et des yeux. Les moyens correcteurs ayant échoué et le strasbisme progressant, il faut intervenir par la strabotomie. Ce qui a frappé les premiers observateurs qui ont pratiqué cette opération,
c'est qu'après avoir coupé le tendon complètement, les malades pouvaient encore

faire agir leur muscle. Ceci tient à des dispositions anatomiques sur lesquelles ont particulièrement insisté les anatomistes français, Bonnet (de Lyon), Lenoir, Denonvilliers.

Vous savez que l'œil n'est pas contenu dans l'orbite, mais dans une sorte de cupule ou d'entonnoir, capsule de Tenon, qui ne contient que l'œil et les tendons de ses muscles. Une étude attentive de la capsule de Tenon m'a permis de reconnaître qu'elle est loin de se confondre aussi complètement qu'on l'a dit avec le périoste orbitaire. En dedans et en dehors elle fait corps avec les ligaments palpébraux internes et externes, en haut elle prend encore des insertions sur le ligament suspenseur; mais, en haut comme en bas, elle se réfléchit sur les paupières et se perd dans leur épaisseur. Vous pouvez en avoir une preuve en incisant la paupière couche par couche au niveau de son bord adhérent, vous arrivez directement au tissu cellulaire de l'orbite, sans rencontrer la capsule de Tenon.

Au niveau du passage des tendons, cette capsule n'est pas trouée, mais forme une gaine fibreuse qui se réfléchit aussi bien en arrière qu'en avant. En arrière, elle va entourer le corps charnu du muscle et devient tout à fait celluleuse au fond de l'orbite. En avant, elle forme une gaine qui accompagne le tendon jusqu'à son insertion scléroticale. A ce niveau, le tendon semble entouré par une sorte de bourse muqueuse, traversée par des fibres conjonctives entrelacées qui pénètrent dans l'interstice des faisceaux tendineux. De chaque côté du tendon, la gaine fournie par la capsule de Tenon s'étale à la manière d'une patte d'oie, et chacun de ces prolongements va se confondre en s'amincissant avec celui des muscles voisins ; aussi si vous ouvrez la gaine et si vous sectionnez le tendon seul, l'action du muscle sera maintenue par les ailerons latéraux. J'ajouterai qu'entre la gaine musculaire et la conjonctive se trouve l'épisclère, formé de tractus fibreux assez denses qui gênent encore la rétraction du muscle après la strabotomie, surtout par le procédé de Critchett et de J. Guérin.

Toutes ces considérations anatomiques doivent être retenues, elles démontrent :
1° que la section du tendon seul n'annihile pas complètement l'action du muscle ;
2° qu'il faut sectionner les ailerons latéraux pour faire une opération complète ;
3° qu'on peut graduer à volonté le recul du tendon.

Examinons maintenant quelle est la position et la forme de l'œil avant l'opération ? Lorsqu'on regarde avec soin un œil strabique, on remarque non seulement la difformité due à la déviation, mais aussi cet œil paraît plus rétracté, plus petit, la fente palpébrale paraît rapetissée.

Græfe a signalé en outre que la déviation ne se faisait pas exactement dans la direction horizontale : mais que, dans le strabisme interne, l'œil était plus ou moins porté en haut; dans le strabisme externe, il se dévie en bas. La section du droit interne ou du droit externe suffit le plus souvent pour corriger les petites déviations dans le sens vertical.

Après l'opération, il survient dans l'œil corrigé des modifications multiples qui tiennent à l'opération même. En effet, tout œil strabotomisé devient plus saillant, il y a un écartement de la fente palpébrale, qui constitue un changement très notable dans la beauté de l'œil. Ceci tient à ce que les muscles obliques portent le globe en avant. Cette action peut-être un peu exagérée, aussi Græfe avait proposé comme opération complémentaire la tarsoraphie partielle, sorte de retouche destinée à rendre le résultat parfait.

A l'endroit même du muscle coupé, il reste une petite dépression ombiliquée, trace indélébile de la ténotomie; on remarque aussi une dépression plus marquée au niveau du pli semi-lunaire, si la section de la conjonctive a été assez large, il peut se former un petit bourgeon charnu, un petit polype inflammatoire qui persiste pendant plusieurs semaines et qui disparaît sans qu'il soit nécessaire de l'exciser; il est bon, cependant, d'éviter ce petit inconvénient en faisant un point de suture lorsque la plaie conjonctivale a été trop large. Généralement, ce sont les seuls inconvénients de cette petite opération : on voit à peine une petite ecchymose au niveau du point touché et on peut cesser l'application du bandage au bout de vingt-quatre heures, rarement plus.

Avancement du tendon. — L'opération du recul du tendon, malgré son efficacité, est entachée d'imperfection réelle; de plus, elle est inefficace pour des strabismes anciens, chez des sujets ayant dépassé l'adolescence.

L'imperfection consiste, comme vous le savez, dans l'insuffisance musculaire qui résulte fatalement de la strabotomie. Pour l'éviter, on a conseillé de partager l'affaiblissement musculaire entre les deux yeux, en faisant deux ténotomies partielles ; ce n'était qu'une façon imparfaite de tourner la difficulté. Il est évident que si, au lieu d'affaiblir le muscle raccourci, on arrivait à diminuer la longueur et, par conséquent, à augmenter la force du muscle allongé, on aurait un résultat beaucoup plus favorable. C'est de là qu'est née l'idée de l'avancement du tendon.

N'étaient les difficultés d'exécution de cette opération, comparée à la simplicité du recul, on devrait toujours lui donner la préférence. Aujourd'hui on réserve cette opération, toujours difficile, pour les cas rebelles chez les individus d'un certain âge, chaque fois qu'il est nécessaire de combiner les deux efforts correcteurs pour arriver à un résultat définitif. C'est ainsi que, dans ces conditions, nous combinons l'avancement du tendon avec le recul de son antagoniste.

Comme preuve de l'efficacité de cette méthode, je vous rappellerai l'observation de la malade qui nous avait été envoyée par notre collègue, M. Farabœuf, et que vous m'avez vu opérer tout récemment.

Obs. I (1). *Double strabisme convergent, plus prononcé à gauche.* — Séraphine L..., 37 ans, 14 février 1883. Convulsions à l'âge de 5 ans, strabisme convergent depuis cette époque, l'acuité visuelle de l'O. G. est mauvaise. Elle demande instamment la correction de sa difformité très prononcée.

Examen. Pas de lésions des membranes et du fond de l'œil. Réfraction O. D. = 1,5 D. H.; O. G. = 1,5 D. H. — Pas d'astigmatisme. V. O. D. = 1 ; V.O.G. = 1/5. Champ du regard O. D. + 60° — 35° ; O. G. + 65° — 35°.

19 février. Chloroformisation. Avancement du droit externe gauche, recul du droit interne Après l'opération, la correction est complète.

23 février. On enlève les sutures. Bandeau flottant ; le strabisme est corrigé presque en totalité : le droit externe conserve une certaine faiblesse : le malade ne tourne pas facilement cet œil en dehors, lorsqu'il est arrivé à un certain point, l'œil se dévie en haut. L'œil est resté un peu rouge pendant quelques jours, il est un peu plus saillant, la fente palpébrale paraît plus grande que de l'autre côté.

La malade sort le 28 février.

Dans ces deux opérations, il n'y a presque jamais d'accidents. Cependant il est sage de prévoir les revers. Si les accidents graves ont presque complètement disparu depuis qu'on a remplacé la myotomie par la ténotomie, on a signalé encore encore quelques cas de phlegmons de l'orbite après la strabotomie ou l'avancement du tendon.

Jusqu'ici je n'ai jamais observé de pareilles complications. Je n'ai pas besoin de vous faire comprendre toute leur gravité ; elles peuvent être considérées comme une véritable catastrophe chirurgicale, surtout si on considère la bénignité habituelle de cette opération.

Aussi devons-nous opérer avec le plus grand soin et la plus grande propreté ; nous devons pendant, comme après l'opération, employer tous les moyens antiseptiques rigoureusement. Je reconnais que ces précautions peuvent paraître exagérées, mais en pareille matière, on ne saurait trop faire, surtout si on considère le milieu dans lequel nous opérons.

En terminant ces leçons, je tiens à vous montrer un certain nombre des malades qui se sont présentés à notre consultation, et qui peuvent être considérés comme des types de chaque variété de strabisme. Les observations ont été classées d'après l'ordre que nous avons suivi dans les leçons.

A. *Strabisme latent.*

Obs. I. — Clarisse G., 18 ans; consultation du 25 janvier 1883. Jamais d'ophthalmie, pas de maladies antérieures. Depuis deux ans environ, elle s'est aperçue que la vue se troublait

(1) Les diverses observations que nous allons reproduire ont été prises avec le plus grand soin par notre sympathique chef de clinique adjoint, M. le docteur Bacchi.

lorsqu'elle voulait travailler ou lire pendant un certain temps; les objets se brouillent; sensations de tiraillement dans les yeux.

Pas de lésions à l'ophthalmoscope. Hyperm. O. D. 3. D. ; O. G. 2,50 D. — Pas d'astigmatisme. — Champ du regard O. D. + 60° — 55°, O. G. + 70° — 45°. — Acuité visuelle O. D. 0,30/0,50; O. G. 0,35/0,50.

Obs. II. — Joséphine F., 14 ans; consultation 8 février 1883. Il y a deux ans, après fièvre typhoïde, a commencé à avoir la vue troublée, surtout lorsqu'elle travaille assez longtemps.

Pas de lésions du fond de l'œil. Hyperm. O. D., O. G. = 1 D. Astigmatisme 10° ± 4,5 D.; 10° ± 5 D. — Acuité visuelle O. D. 0,25/1,75; O. G. 0,25/1,75. — Champ du regard O. D. + 55° — 55°; O. G. + 60° — 50°.

B. *Strabisme convergent alternant.*

Obs. III. — Paul B., 10 ans; 27 janvier 1883. — Pas de maladies antérieures, pas d'ophthalmies. Lorsqu'il lit, sa vue se fatigue et, au bout de peu de temps, il ne distingue plus les lettres.

Léger strabisme convergent. Pas de lésions à l'ophthalmoscope. — Hyperm. = 1 D. — Astigmatisme 0° ± 5 D; 0° ± 5 D. — Acuité visuelle 1/4. — Champ du regard O. D. + 55° — 55°; O. G. + 60° — 60°.

Obs. IV. — Léon L., 7 ans; 13 janvier 1883. Jamais d'ophthalmie, convulsions à deux ans; depuis cette époque, il louche. Le strabisme ne paraît pas avoir augmenté. Lorsqu'il a travaillé une heure environ, sa vue se fatigue, et les objets ne sont plus distincts. A ce moment, le strabisme est plus prononcé, surtout à gauche.

Pas de lésion du fond de l'œil. — Hyperm. 4 D. — Astigmatisme 0° ± 3 D.; 10 ° ± 1 D. — Acuité visuelle 1/4 — Champ du regard O. D. + 70° — 60°; O. G. + 70° — 70°.

Obs. V. — Louis B., 13 ans; 12 janvier 1883. Jamais d'ophthalmie. Depuis l'âge de 13 mois a commencé à loucher. A partir de deux ans, le strabisme est resté stationnaire.

Pas de lésions ophthalmoscopiques. — H. = 4,5 D. Pas d'astigmatisme — V. O. D. = 0,30/0,50; V. O. G. = 0,25/0,60. — Champ du regard O. D. + 60° — 60°; O. G. + 60° — 47°. — Champ visuel et champ des couleurs normaux.

C. *Strabisme convergent accommodatif.*

Obs. VI. — Louis D., 16 ans; 6 mars 1883; Saint-Julien n° 26. A 2 ans 1/2, convulsions. A partir de ce moment, strabisme interne de l'O. G. Le strabisme ne paraît pas avoir augmenté.

État actuel. Œil gauche en strabisme interne et un peu supérieur. — Pas de lésions du fond de l'œil. — Hyperm. O. D. = 1,5 D. ; O. G. = 3 D. — Astigmatisme 0° ± 2 D. — V. O. D. = 1; V. O. G. = 1/4. — Champ du regard O. D. + 65° — 50°; O. G. + 60° — 52°. — Champ des couleurs et champ visuel normaux.

Obs. VII. — Elise M., 7 ans; 18 novembre 1883. A deux ans, strabisme interne plus prononcé à droite; œil droit paraît plus petit.

Pas de lésions du fond de l'œil. — Hyperm. O. D. = 4 D.; O. G. = 3 D. — Astigmatisme 180° ± 1,50; 160° ± 2 D. — V. O. D. = 0,20/0,50; V. O. G. = 0,15/0,50. — Champ du regard O. D. + 65° — 65°; O. G. + 65° — 60° — Champ visuel normal.

OBS. VIII. — B., 28 ans; 13 janvier 1883. A l'âge de 3 ans, convulsions. Depuis cette époque, strabisme qui a augmenté à l'âge de 7 ans. Depuis lors, grande fatigue pour lire ou écrire, et pour travailler à son état d'horloger.

Pas de lésions des milieux. — Hyperm. O. D. = 5 D.; O. G. = 4 D. — Pas d'astigmatisme. — V. O. D. = 3/4; V. O. G. = 1/5. — Champ du regard : O. D. + 70° — 65°; O. G. + 65° — 65°.

OBS. IX. — Emile D., 13 ans; 8 février 1883. Aucun antécédent. On ne peut pas préciser à quelle époque il a commencé à loucher. Depuis un mois environ, le malade se plaint de ses yeux, surtout lorsqu'il travaille le soir, à la lumière; ses yeux deviennent rouges et larmoyants. — Strabisme convergent double, plus prononcé à gauche.

Pas de lésions des milieux. — Hyperm. O. D. = 3,5 D.; O. G. = 3, 5 D. — Pas d'astigmatisme. V. O. D. = 0,40/0,50; V. O. G. = 0,40/0,50. — Champ du regard, O. D. + 55°- 45°; O. G. + 55° — 50°. — Champ visuel normal.

OBS. X. — Henriette D., 11 ans; 18 novembre 1883. Convulsions dans l'enfance. Début à 2 ans et demi. Strabisme interne de l'œil droit.

Pas de lésions à l'ophthalmoscope. — Hyperm. O. D. = 5 D.; O. G. = 3 D. — Astigmatisme 160° ± 2,50 D.; 0° ± 3. — V. O. D. = 0,20/1,25; V. O. G. = 0,20/0,50. — Champ du regard O. D. + 65° — 55°; O. G. + 70° — 65°.

D. *Strabisme convergent musculaire.*

OBS. XI. — Charles Loiseau, 11 ans; 18 novembre 1882. Strabisme interne de l'œil droit, qui paraît avoir un peu diminué depuis quelques années.

Pas de lésions du fond de l'œil. — *Emmétrope.* — Pas d'astigmatisme. — O. D. V. = 0,10/4; O. G. V. = 0,30/0,50. — Champ du regard O. D. + 45° — 40°; O. G. + 60° — 45°.

11 décembre. Ténotomie du droit interne de l'œil droit.

13 janvier. Champ du regard O. D. + 50° — 35°; O. G. + 60° — 50°.

E. *Strabisme convergent mixte.*

OBS. XII. — P., 18 ans; 15 décembre 1882. Strabisme depuis sa naissance (?). Déviation plus prononcée à gauche.

Pas de lésions ophthalmoscopiques. — Hyperm. O. D. = + 2 D.; O. G. = + 0,5 D. — Pas d'astigmatisme. O. D. V. = 0,20/1; O. G. V. = 0,30/1. — Champ du regard O. D. + 65° — 55°; O. G. + 70° — 45°.

OBS. XIII. — Berthe L., 17 ans; 19 janvier 1883. La malade aurait commencé à loucher à 18 mois, à la suite de convulsions. A 8 ans, kératite phlycténulaire double, pas de taies de la cornée. Strabisme convergent, surtout prononcé à droite.

Rien au fond de l'œil. — Hyperm. O. D. = + 4,5 D.; O. G. = + 4 D. — Astigmatisme

0° ± 4; 0° ± 4. — O. D. V. = 0,20/0,60; O. G. V. = 0,25/0,80. — Champ du regard O. D. + 70° — 50°; O. G. + 60° — 50°.

Obs. XIV. — M., 9 ans; janvier 1883. Ophthalmie purulente des nouveau-nés. Strabisme depuis son enfance; la déviation est plus prononcée depuis que l'enfant apprend à lire.

Strabisme convergent, surtout à gauche. Nystagmus; les oscillations sont plus prononcées à gauche, lorsqu'on bouche l'œil droit.

Pas de lésions du fond de l'œil. — Hyperm. O. D. = + 1 D.; O. G. = + 3 D. — Pas d'astigmatisme. — O. D. V. = 0,20/2; O. G. V. = 0,20/2. — Champ du regard O. D. + 60° — 70°; O. G. + 60° — 65°.

Obs. XV. — Gabrielle B., 5 ans. Début à l'âge de 2 ans. Pas d'ophthalmie; frère strabique. Strabisme convergent plus prononcé à droite.

Pas de lésions profondes. — Hyperm. O. D. = + 1 D.; O. G. = + 1 D. — Astigmatisme 180° ± 1; 15° ± 3. O. D. V. = 0,20/1; O. G. V. = 0,20/1. — Champ du regard O. D. + 70° — 45°; O. G. + 70° — 45°.

Obs. XVI. — Modeste M., 29 ans; 27 janvier 1883. Pas d'ophthalmie antérieure. Strabisme depuis son enfance. Déviation plus prononcée à droite.

Rien au fond de l'œil. — Hyperm. O. D. = + 6 D. ; O. G. = + 5 D. — Pas d'astigmatisme. O. D. V. = 0,30/0,60; O. D. V. = 0,30/0,60. — Champ du regard C. D. + 70° — 50°; O. G. + 55° — 60°.

Obs. XVII. — Gaston N., 6 ans; 10 février 1883. Pas d'ophthalmie. Convulsions il y a deux ans; il louche depuis lors; il penche la tête toujours du côté droit. Strabisme convergent, plus prononcé à gauche; le côté droit de la face est plus développé.

Rien au fond de l'œil. — Hyperm. O. D. = + 2,5 D; O. G. = + 3 D. — Astigmatisme O. D. = 0° ± 4; O. G. = ± 1 D. — O. D. V. = 0,20/1,25; O. G. V. = 0,20/4. — Champ du regard O. D. + 60° — 55°; O. G. + 70° — 50°.

F. *Strabisme divergent.*

Obs. XVIII. — D., 27 ans; 25 janvier 1883. Pas d'ophthalmie dans l'enfance. A l'âge de 9 ans, elle a commencé à loucher de l'œil gauche. Depuis quelque temps, le strabisme augmente. Névralgies frontales et périorbitaires gauches. O. G. scléro-choroïdite postérieure avec choroïdite polaire myopique. — O. D. normal. — Réfraction O. G. = — 16 D.; O. D. emmétrope. — O. D. V. = 0,45/0,50; O. G. V. = 0,10/2,25.

Obs. XIX. — Anna P., 14 ans; 21 décembre 1882. Depuis l'âge de 6 mois, strabisme externe de l'œil gauche. Kératites phlycténulaires, néphélions. Depuis 4 mois, ne peut plus lire sans fatigue. O. D. Staphylome postérieur supéro-interne. — Rien O. G. — Myopie O. D. = — 2,5 D.; O. G. = 2,5 D. — Astigmatisme 0° ± 4,5 des deux côtés. — Avec verres correcteurs, O. D. V. = 4/9; O. G. V. = 1,50/18. = Champ du regard O. D. — 70° + 75°; O. G. — 70° + 60°.

Obs. XX. — Pierre P., 37 ans, 5 décembre 1883. A 10 ans, ophthalmie double (?). Depuis, strabisme divergent de l'œil gauche. — Papilles un peu blanches. — Myopie O. D. = — 4 D.; O. G. = — 7 D. — Astigmatisme O. D. = 90° ± 1,50; O. G. = 90° ± 2. Champ du regard O. D. — 65° + 70°; O. G. — 70° + 55°.

Obs. XXI. — A., 20 ans; 15 janvier 1883. Léger strabisme divergent de l'œil droit, passé inaperçu, vient pour une conjonctivite.

Pas de lésions du fond de l'œil. — O. G = 0,5 D. myope; O. D. emmétrope. — Astigmatisme 180° ± 5; 165° ± 0,5 — O. D. V. normale; O. G. V. = 0,10/6. Champ du regard O. D. — 75° + 55°; O. G. — 55° + 55°.

9 782016 139684